QUELQUES MOTS

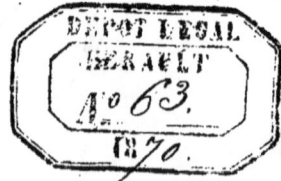

SUR

L'EXTRACTION LINÉAIRE DE LA CATARACTE

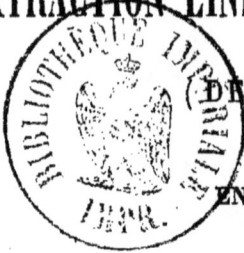

(DE GRÆFE)

EN RÉPONSE

A UN ARTICLE DE LA LANCETTE FRANÇAISE

GAZETTE DES HOPITAUX

(5 avril 1870)

PAR

Le Docteur **OPPERMANN** (de Wiesbaden)

MÉDECIN OCULISTE A NIMES

MONTPELLIER

J. MARTEL AÎNÉ , IMPRIMEUR DE LA FACULTÉ DE MÉDECINE

rue Blanquerie, 3, près de la Préfecture.

1870

A SES CHERS MAITRES

de l'Université de Vienne

Messieurs

F. ARLT, Professeur d'ophthalmologie,

ED. VON JAEGER, Professeur de la même École,

l'Auteur reconnaissant.

SUR L'EXTRACTION LINÉAIRE DE LA CATARACTE

(DE GRÆFE)

Nimes, 26 avril 1870,

7, boulevard des Carmes, 7.

C'est avec une véritable angoisse que j'ai par-
couru, hier soir, à 6 heures, en rentrant chez moi,
le N° 40 (mardi 5 avril 1870) de votre estimé
journal, que mon vénéré confrère, M. le docteur
Ébrard, médecin en chef de l'Hôpital-général de
Nimes, avait déposé pendant mon absence sur la
commode de mon salon. Les portes étaient restées
ouvertes, parce que dans une petite pièce, à côté,
il y avait un vieillard de 77 ans, opéré depuis la
veille des deux yeux pour cataracte régressive (de

dix ans , dont M. Serres avait fait le diagnostic , il y a sept ans).

Mais mes appréhensions ne tardèrent pas à se dissiper, lorsque j'eus connaissance de l'obscurité naïve qui plane encore sur cette question importante dans la Société impériale de chirurgie du soi-disant centre de l'intelligence qu'on appelle Paris.

Je m'étais occupé plus spécialement de cette question depuis un mois , commencement de ma pratique opératoire (27 mars), et j'eus peur qu'on ne m'eût devancé. Mais je fus on ne peut plus rassuré ; car ce qu'on débite dans cette assemblée comme nourriture spirituelle en fait d'ophthalmologie est encore à cent lieues de l'admirable traité de Stellwag von Carion , qu'en Allemagne tout disciple de cette branche de la chirurgie , quelque jeune qu'il soit, connaît par cœur.

Excusez les périodes ; je suis Allemand de naissance et de cœur.

Voici la distribution de mon petit travail:

I. Je commencerai par donner une description succincte des quatre cas d'extraction linéaire de la cataracte (de Græfe) que j'ai opérés depuis un mois.

II. Je passerai en revue la discussion de la Société de chirurgie.

III. Je poserai en dernier lieu mes conclusions.

I.

Ire *Obs.* — M. L. . . 75 ans, chaudronnier.
Cataracte sénile mûre o. dr.
Cataracte très-avancée o. g.
Journal. Il y a trois ans que la vue s'est troublée.
Vue: o. dr.: mouvements de la main à 1″; champ visuel normal o. g. $\frac{\triangle}{L}$

JOURNAL DES OPÉRATIONS:

Extraction linéaire (Græfe), o. dr.

Lundi 28 mars, à midi, à la maison du malade, au rez-de-chaussée d'une cour, le malade couché sur le dos, l'œil droit tourné vers la croisée. Pupille largement dilatée. Après avoir placé l'écarteur élas-

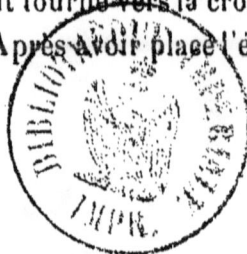

tique de Græfe, l'opérateur saisit la conjonctive au bord inférieur de la cornée, avec les pinces. Il traverse la sclérotique à 1 $^{1}/_{2}$mm du bord extérieur et supérieur de la cornée dans une hauteur de 3mm du sommet de cornée. La pointe du couteau est poussée dans la direction du centre de la pupille dans une largeur d'un centimètre environ ; puis poussée en haut jusqu'à une position horizontale ; enfin avancée jusqu'au bord extérieur de la cornée pour accomplir la contre-ponction. Dans ce trajet, la pointe du couteau rencontre deux fois le tissu du bord de l'iris, accident qui se passe sans saignement aucun. Après avoir traversé la sclérotique du côté opposé de l'incision de manière à ce que le couteau paraisse dans la largeur de 6mm, on tourne le dos de l'instrument vers le centre de l'œil, le tranchant légèrement en avant. En avançant la lame, l'incision de la sclérotique s'accomplit facilement ; mais la conjonctive correspondant à la pointe se soulève dans une large étendue en forme de voile, de sorte que la largeur de la conjonctive correspond à la distance des deux incisions. Le couteau est alors tourné, le tranchant mis en bas ; mais à ce moment la conjonctive, à l'état sénile, sclérosée, présente une résistance extraordinaire. Ce n'est qu'avec un effort patient et assez énergique qu'après beaucoup de tiraillements le tissu cède à la lame. Au moment où la

partie centrale de la conjonctive bulbaire se ren‑
verse sur la cornée un des aides s'écrie : Il y a du
sang. Et, en effet, en avant et en haut correspon‑
dant à la partie moyenne de l'incision, se trouve
un oblongue foncé, brunâtre, aplatie. Après avoir
fixé de nouveau le globe (aide), l'opérateur saisit
avec la grande pince à iris, le soulève et le coupe.
Sang dans la pupille, cependant bord pupillaire
visible. L'opérateur a la mauvaise idée de vouloir
faire sortir le sang ; mais au moment où il touche
la cornée ; la pupille se contracte. — Changement
d'idée. — Capsule déchirée. — Curette (Græfe)
sur la paupière inf. d'abord, puis sur la cornée ;
noyau et les trois quarts de la corticale sortent. —
Partie corticale reste dans la plaie ; elle est enlevée.
— Pupille presque entièrement noire. Quelques
troubles près de l'incision. Bandeau compressif de
Græfe (un tiers flanelle, un tiers tricoté, un tiers
flanelle).

30 mars, le malade se plaint de la vessie. (Eau
de laurier-cerise, pommade de camphre, ext. de
bell. et ongu. gris, supposit. de morphine.)

31 mars, bandeau enlevé. Difficultés d'urine,
examen de l'incision, pas d'alb., mucus, carbonate
d'ammoniaque.

1er avril, sonde.

2 avril, essai avec + 3 ; mal. S'y oppose ; voit
les lettres. Soir : avec + 3. Sn. 20.

*

3 avril, il n'existe qu'une faible adhérence en bas et en dedans; pupille élargie.

4 avril, sonde à deux reprises.

5 avril, levée; 5 $\frac{1}{2}$ amélioration de loin.

6 avril, sonde; se promène au jardin; fait des visites en ville.

IIe Obs. — M. D... Antoine, 55 ans, porte-faix.

Cataracte mûre o. g. 15 avril à 10 heures du matin.

Cataracte commençante, o. dr.

Il y a sept ans que l'œil gauche s'est affaibli (Serres); depuis un an le droit.

Il y a un an qu'il ne distingue plus de l'œil gauche; il se conduit par le droit.

Vue (pat. est illettré). Doigts à 10' à dr., à 4' à g. — Faible trouble pup. o. dr.; — fort trouble à g. centre ambié, etc.

Extraction linéaire de Græfe o. g. ne présente rien de remarquable.

Le malade s'était présenté jeudi 14 avril; il fut opéré le 15 à 10 heures du matin en présence des médecins en chef de l'hôpital et de leurs internes, et je l'ai ramené chez lui en voiture samedi 16 avril.

26 avril, compte les doigts à toute distance.

IIIe Obs. — M. Fort Noël, 77 ans, ancien mécanicien.

Cataracte mûre des deux yeux (nucléaire très-avancée).

Il y a sept ans (probablement le double); de temps en temps douleurs dans les dents; s'est fait arracher des dents; la vue s'est affaiblie d'abord sur l'o. g., puis le droit; il a toujours eu la vue faible.

Vue : o. g. ; doigts à 3' o. dr., à 3 $\frac{1}{2}$ mouvement d'une feuille blanche ; tension du globe égale des deux côtés; à peine (ou pas augmentée); réaction des pupilles normales. Champ visuel normal des deux côtés. (Glaucôme?)

Les deux cataractes dans presque toute leur étendue, mais surtout au centre, sont d'un noir sale, à l'alcool dilué d'eau; la corticale reste blanche; le noyau est d'un noir saturé au centre; un peu brunàtre périphériquement.

A. *Extraction linéaire de Græfe o. g.*

B. *Extraction linéaire de Græfe o. dr.*

A. L'opérateur se trouve en bas de la tête du malade, le tranchant du couteau est tourné en haut; la contre-ponction se fait trop tôt dans la cornée; on retire le couteau et l'on traverse la sclérotique au point correspondant; l'iris est un peu blessé; l'incision achevée parfaitement. Je croyais voir sortir du corps vitré; mais il n'en fut rien, c'était la corticale postérieure. L'iris est accumulé

sous le bord central de la plaie et le lambeau con-
jonctival ; il (l'iris) n'est pas coupé. — En déchi-
rant la capsule, le cristallin est luxé, et comme je
croyais avoir affaire à une faible sortie du corps
vitré, curette de Critchett, accouchement facile
sans laisser des restes. Atropine. Bandeau de
Græfe ; à droite de même ; l'iris n'est pas coupé
tout-à-fait régulièrement.

27 avril, 8 heures matin, changement de bandeau. Les deux pupilles arrondies ; chambre ant.
entièrement rétablie ; cornée bombée et brillante.
A 4 heures, Madame me dit qu'il voit la couver-
ture blanche de laine ; changement de bandeau ;
il voit tout. (Morphine en quantité.)

Mad. lui avait lavé les pieds avant l'opération et
acheté de la poudre insecticide. Le soir à 6 heures,
elle me présente avec un air triomphant un couteau de Græfe sur lequel il avait couché la nuit
(je m'étais servi de deux couteaux) ; la pointe était
entrée dans la cuisse et le piquait beaucoup, mais
il ne disait rien. Je m'imaginai qu'il avait employé
la poudre insecticide contre ce picotement, mais
il prétend que c'était contre les punaises de la
maison, qui sait ?

Avant de finir cette première partie, il faut que
je dise quelques mots sur un phénomène assez
bizarre qui se présente presque chaque fois au
moment de la formation du lambeau.

La cornée est un miroir convexe; l'iris est vu en arrière d'elle de la manière connue.

Quand on avance le couteau, la cornée s'aplatit et l'iris a l'air de s'avancer, de former une saillie en avant, de se mettre sous le couteau; un débutant pourrait s'en effrayer; un opérateur exercé en rira, car c'est là une simple question d'optique, un changement dans la réflexion de la cornée.

II.

Je passerai en revue la discussion de la Société impériale de chirurgie.

Dans cette discussion, M. Giraud-Teulon explique brièvement les principes qui ont engagé De Græfe à apporter des modifications si importantes à l'opération de la cataracte par Critchett.

Après avoir donné une courte description de la méthode, et au moment où l'on s'attend à le voir tomber en admiration devant ce chef-d'œuvre, comme cela m'était arrivé à la première lecture des *Archives* sur ce sujet, il continue : « Tous ces temps doivent être faits avec une précision presque mathématique; sans quoi on risque, soit de tomber trop en avant en pleine cornée, ce qui, entre autres inconvénients, donne un lambeau trop petit, ou bien d'embrocher l'iris, le canal de

Fontana, les procès ciliaires, la choroïde et la sclérotique, suivant que l'incision est involontairement portée plus ou moins en arrière; de là des hémorrhagies internes abondantes, et la procidence de l'humeur vitrée : accidents qui se sont montrés fréquemment au début de la méthode. Pour se convaincre de toutes ces difficultés inhérentes à cette opération délicate il suffit de jeter les yeux sur les statistiques de chaque opérateur. L'on verra ainsi que pour les vingt premiers essais il y a véritablement trop d'insuccès. »

Le lecteur non prévenu est nécessairement désorienté, il se croit en face d'une autre méthode opératoire de la cataracte.

J'estime trop M. Giraud-Teulon, que je connais personnellement, pour pouvoir croire qu'il ait un parti pris contre l'opération de Græfe; mais il faut qu'il ait fait de bien tristes expériences à ce sujet, pour avancer une conclusion si peu en rapport avec la réalité.

Je ne m'occuperai pas du couteau de Weber, celui de Græfe répondant, quant à moi, aux exigences les plus exagérées qu'on puisse lui adresser. J'oppose la même objection à M. Trelat, et je souscris des deux mains à l'exposé de M. Perrin que j'ai eu l'avantage de voir à Oran en 1868.

En me plaçant à ce point de vue, je suis l'avis de notre excellent, consciencieux et impartial Stellvag qui, en parlant de l'incision dans l'opération de Græfe, dit (IIIe édition, p. 683 : Accidents facheux, *Plaie linéaire trop petite*) : « Cette faute ne peut pas arriver à un opérateur un peu exercé en usant de quelque attention , *car l'incision est en général extraordinairement facile.* »

Quant à moi, je dois avouer que je fus ébloui par les promesses contenues dans les *Archives* de Græfe que j'avais fait venir à Constantine.

Bien que je ne me fisse pas illusion sur ma témérité , je me proposai d'exécuter cette méthode à la première occasion.

La manière dont je la jugeai, se trouve exprimée dans ma thèse (Montpellier, 18 mars 1866) qui traite de : *Quelques nouveaux procédés opératoires dans le traitement de la cataracte.*

On y lit, pages 19, 20 et 21 :

« *Appendice au procédé Critchett.*

» Pour compléter ce qui a rapport à l'extraction linéaire modifiée, j'emprunterai à l'excellent ouvrage de M. Wecker *(Études ophthalmologiques)* la description d'une modification qui a été apportée à ce dernier procédé par M. de Græfe. Voici ce que dit M. Wecker à ce sujet :

» M. de Græfe s'occupe actuellement, comme il nous l'apprend lui-même, des moyens d'éviter, lorsqu'il exécute l'extraction linéaire modifiée, d'introduire dans l'œil tout instrument d'un certain volume pour saisir et entraîner en dehors le cristallin. Il attribue principalement à l'emploi de ces instruments volumineux et au jeu de levier qu'on leur communique pour extraire le cristallin, la pullulation des cellules intra-capsulaires et de celles qui occupent la superficie de l'iris, phénomène qui altère si souvent les résultats définitifs de l'extraction linéaire modifiée.

» M. de Græfe croit avoir trouvé le moyen d'échapper à cet inconvénient dans une nouvelle forme de la section, qu'il exécute avec un couteau très-étroit et dont la configuration se rapproche beaucoup de celle d'une aiguille.

» La section a une direction presque tangente au sommet de la cornée, et remplit bien plus complètement la condition d'une plaie linéaire, que celle qu'on pratique au moyen du couteau lancéolaire; car la lèvre interne concorde presque exactement avec un grand cercle du sphéroïde cornéen. Cette plaie offre donc tous les avantages d'une ouverture non béante, et, d'un autre côté, la configuration de son bord interne est très-favorable à l'évacuation du cristallin. Aussi, lorsque le noyau est peu volumineux et assez peu résistant, il n'est pas nécessaire d'introduire un instrument pour le saisir. S'il est plus dur, il suffit de faire glisser dans les masses corticales postérieures, au-delà du pôle postérieur du noyau, un crochet très-faible, qu'on se contente d'attirer directement au dehors sans mouvement de bascule ni pression d'arrière en avant. Notre honoré maître se prononcera bientôt d'une façon plus arrêtée sur cette méthode opératoire, encore en expérimentation au moment où nous écrivons ces lignes. »

Et plus loin, page 68 :

« Mais malgré ces quelques objections, le procédé de M. Critchett a été le plus favorablement accueilli par les praticiens. Par cela même qu'il répond le mieux aux besoins de la pratique, il résistera probablement long-temps encore aux innovations qu'on pourrait apporter à l'exécution de l'extraction. En effet, la plaie linéaire se réunit bien plus vite et bien plus sûrement qu'une incision semi-circulaire, et expose moins à des troubles de la cornée.

» La cure est plus rapide et le repos moins prolongé qu'après l'extraction à lambeau. C'est là un fait qui mérite l'attention des praticiens. Les malades ne gardent le lit que très peu de temps, et parfois on les renvoie chez eux immédiatement après l'extraction.»

Or, c'est le procédé de Critchett qui resssemble le plus à celui de Græfe, et je n'ai jamais consi-

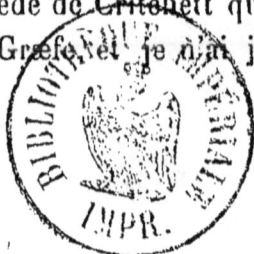

déré ce dernier que comme une très-heureuse modification de l'autre.

Aussi je conclus, page 70 :

« 6° La méthode de Critchett joint à une exécution très-sûre une guérison rapide, et peut être considérée comme le procédé qui aura à l'avenir l'application la plus générle. »

Je ne sais pourquoi dans un cas de cataracte sénile sur un juif de Tunis (70 ans) que j'opérai avec mon ami le docteur Nachtigal, médecin du bey, je n'ai pas fait appel à cette méthode.

Était-ce peur du corps vitré? Pauvre, innocent corps vitré! Mais ce que je sais, c'est d'avoir offert 5 fr. au malade pour le décider de se faire opérer l'autre œil par la méthode Græfe. Nachtigal m'empêcha de doubler mes offres.

Ma première opération de Græfe, je l'ai faite le 10 mars 1867, à Philippeville.

EXTRACTION DE CATARACTE.

(Nouvelle méthode de Græfe.)

M. Eb, alsacien, 60 ans.

Myopie, nystagmus, conj. catarrh. o. d.

Scléro-choroïdite, o. g.

Bandeau sur l'œil gauche, élévateur de Critchett, conjonctive saisie en bas et en dedans, incision avec le petit couteau (1er couteau de Græfe) dans la direction du centre de la pupille à 1 demi-millimètre du bord de la cornée, sortie par la sclérotique opposée à la même hauteur. Conjonctive se soulève ; hémorrhagie de la conjonctive dans la pupille, hernie de l'iris ; ablation de la hernie, iris déchiré ; elle suit, le bord pupillaire reste intact, lambeau achevé par les ciseaux, nouvelle excision iritienne par horizontale, élévateur enlevé, accouchement de la cataracte par la pression de la cuillère de Critchett, vue trouble.

11 mars. Voit tout blanc, reconnaît la figure et touche la pointe de mon nez ; sang dans la pupille, injection assez vive.

12 mars. Voit les doigts plus distinctement ; peu de sang rouge, masse blanchâtre, chambre antérieure bien rétablie.

2e *Extraction linéaire.*

Encouragé par ce succès, je cherche un autre sujet. J'avais vu à Philippeville, le 16 juillet 1866, une malade du grand-duché de Bade, qui avait une cataracte sénile mûre (60 ans). L'opération fut faite à la fin du mois de mars.

Après avoir terminé l'incision, je sors l'élévateur, de peur de perdre du corps vitré ; l'opération continue, mais au moment où le cristallin sort de la plaie, la malade serre si imprudemment, que celui-ci glisse sous la paupière supérieure. Je profite de cette occasion pour perdre la tête ; et de peur d'augmenter l'écoulement du corps vitré, je mets le bandeau sans enlever la cataracte. Soir : douleurs névralgiques, vomissements ; fin tragique ; panophthalmie.

La troisième *extraction linéaire* fut celle d'un maître d'école (61 ans) de Saint-Leu, près Mostaganem, opéré à Oran.

Fixation du globe directement en bas de la cornée. Petit couteau introduit à 1 $\frac{1}{2}$ ^{mm} du bord de la cornée, traverse la chambre ant. (l'incision présente beaucoup de difficultés à cause de l'instrument qui est légèrement rouillé, bord de la mer) et rencontre le bord pupill. opposé de l'iris. Après avoir dégagé la pointe du couteau par un mouvement rétrograde, la contre-ponction se fait un peu plus haut qu'il ne faudrait, ce qui diminue un peu l'étendue de la plaie. Le tranchant tourné en avant, on traverse la sclérotique et beaucoup de conjonctive.

Prolapsus iridis, iridectomie.

Incision complétée par les ciseaux (comme faisait anciennement Desmarres père) à plusieurs reprises; nouvelle iridectomie.

Cystotomie, difficultés de faire sortir le cristallin avec crochet, curette, pression ; enfin, accouchement assez doux.

Le malade voit les doigts.

14. Corticalis près la plaie à laquelle l'iris est appliqué ; atropine.

15. Iris détaché ; la pupille s'arrondit très-bien en bas.

20. In. 3, avec $+$ 2.

24. Quitte le traitement.

Lettre : «Mon œil est d'une clarté merveilleuse.»

Il avait encore deux ans à faire pour obtenir sa retraite.

4° *Extraction linéaire.*

Gonzalez José (71 ans). Amaurose o. g. Irido-choroïdite.

28 septembre 1868. Incision et contre-ponction (I temps) très-bien. Plaie un peu petite. Prolapsus iridis enlevé. Au moment où l'aide saisit la conjonctive, le malade contracte les muscles droits et l'humeur vitrée s'écoule, ce qui empêche la dilatation de l'ouverture (II temps), difficile à cause d'un épanchement de sang.

Difficultés énormes pour l'accouchement de la cataracte qu'on est obligé de laisser dans l'œil.

10 octobre. Iridocoroïdite ; globe mou, sensible au toucher.

Conclusions.

1° L'opération de la cataracte (méthode de Græfe), c'est l'idéal réalisé.

2° Son élévateur, de même.

3° Le couteau, la pince, la pince à iris, la curette de caoutchouc, de même, etc. de même.

Si nous continuons dans ce chemin, il ne restera plus qu'un état pathologique d'incurable.

C'est la bêtise humaine. Et encore !

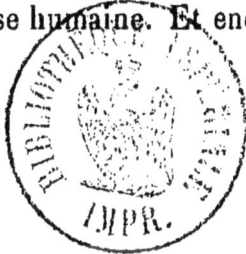